FACULTÉ DE MÉDECINE DE PARIS

Année 1885

THÈSE

N°

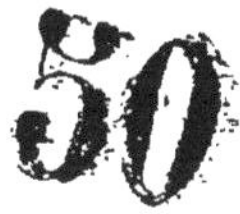

POUR

LE DOCTORAT EN MÉDECINE

Présentée et soutenue le 11 Décembre 1885, à 1 heure.

PAR ALBERT MULLOT,
Interne provisoire des hôpitaux,
Médaille de bronze de l'Assistance publique.

DU VERTIGE AURICULAIRE

CONSÉCUTIF AUX INJECTIONSDE LIQUIDE

DANS

LE CONDUIT AUDITIF EXTERNE

Président : M. LANNELONGUE, *professeur.*

Juges : MM. FOURNIER, *professeur.*
LANDOUZY, REMY, *agrégés.*

Le Candidat répondra aux questions qui lui seront faites sur les diverses parties de l'enseignement médical.

PARIS

A. PARENT, IMPRIMEUR DE LA FACULTÉ DE MÉDECINE

A. DAVY, Successeur

52, RUE MADAME ET RUE MONSIEUR-LE-PRINCE, 14

1885

FACULTÉ DE MÉDECINE DE PARIS

Doyen.................... M. BÉCLARD.

Professeurs............ MM.

Anatomie..	SAPPEY.
Physiologie..	BÉCLARD.
Physique médicale..	GAVARRET.
Chimie organique et chimie minérale..............	GAUTIER.
Histoire naturelle médicale..............................	BAILLON.
Pathologie et thérapeutique générales..............	BOUCHARD.
Pathologie médicale..............................	PETER. DAMASCHINO.
Pathologie chirurgicale..............................	GUYON. LANNELONGUE
Anatomie pathologique..............................	CORNIL.
Histologie..	N.
Opérations et appareils..............................	DUPLAY.
Pharmacologie..	REGNAULD.
Thérapeutique et matière médicale..............	HAYEM.
Hygiène..	PROUST.
Médecine légale..	BROUARDEL.
Accouchements, maladies des femmes en couche et des enfants nouveau-nés..............................	TARNIER.
Histoire de la médecine et de la chirurgie..........	LABOULBÈNE.
Pathologie comparée et expérimentale..............	VULPIAN.
Clinique médicale..............................	SEE (G.). JACCOUD. HARDY. POTAIN.
Clinique des maladies des enfants..................	GRANCHER.
Clinique de pathologie mentale et des maladies de l'encéphale..............................	BALL.
Clinique des maladies syphilitiques..................	FOURNIER.
Clinique des maladies nerveuses..................	CHARCOT.
Clinique chirurgicale..............................	RICHET. VERNEUIL. TRELAT. LE FORT.
Clinique ophthalmologique..............................	PANAS.
Clinique d'accouchements..............................	PAJOT.

DOYEN HONORAIRE : M. VULPIAN

Professeurs honoraires : MM. GOSSELIN, BOUCHARDAT.

Agrégés en exercice.

MM.	MM.	MM.	MM.
BLANCHARD.	GUEBHARD.	PEYROT.	RIBEMONT-DESSAIGNES.
BOUILLY.	HALLOPEAU.	PINARD.	RICHELOT.
BUDIN.	HANOT.	POUCHET.	Ch. RICHET.
CAMPENON.	HANRIOT.	QUINQUAUD.	ROBIN (Albert).
CHARPENTIER.	HUMBERT.	RAYMOND.	SEGOND.
DEBOVE.	HUTINEL.	RECLUS.	STRAUS.
FARABEUF, chef des travaux anatomiques.	JOFFROY.	REMY.	TERRILLON.
GARIEL.	KIRMISSON.	RENDU.	TROISIER.
	LANDOUZY.	REYNIER.	

Secrétaire de la Faculté : CH. PUPIN.

Par délibération en date du 9 décembre 1789, l'École a arrêté que les opinions émises dans les dissertations qui lui seront présentées, doivent être considérées comme propres à leurs auteurs, et qu'elle n'entend leur donner aucune approbation ni improbation.

A LA MÉMOIRE DE MES FRÈRES

A MON PÈRE ET A MA MÈRE

Faible témoignage de reconnaissance.

A MON ONCLE L'ABBÉ MOUSSIN

Hommage affectueux et reconnaissant.

A MES FRÈRES ET A MES SŒURS

A TOUS MES PARENTS ET AMIS

A MES MAITRES DANS LES HÔPITAUX

M. LE DOCTEUR DUMONTPALLIER

Médecin de l'hôpital de la Pitié,
Officier de la Légion d'honneur,
Externat 1880.

M. LE DOCTEUR MILLARD

Médecin de l'hôpital Beaujon,
Externat 1882.

M. LE DOCTEUR TILLAUX

Chirurgien de l'Hôtel-Dieu,
Membre de l'Académie de médecine,
Professeur agrégé à la Faculté,
Externat 1883.

M. LE DOCTEUR DANLOS

Médecin de l'hôpital Tenon,
Internat provisoire 1884.

A M. LE DOCTEUR POZZI

Professeur agrégé à la Faculté,
Chirurgien de l'hôpital de Lourcine,
Internat provisoire 1885.

A MON PRÉSIDENT DE THÈSE

M. LE PROFESSEUR LANNELONGUE

Professeur de pathologie externe à la Faculté de médecine de Paris,
Chirurgien de l'hôpital Trousseau,
Membre de l'Académie de médecine.

DU

VERTIGE AURICULAIRE

CONSÉCUTIF

AUX INJECTIONS DE LIQUIDE

DANS

LE CONDUIT AUDITIF EXTERNE

INTRODUCTION.

Ayant pratiqué un certain nombre d'injections de liquide dans les oreilles de nos malades, nous avions été frappé de ce que cette opération, au premier abord bénigne et insignifiante, amenait assez souvent, chez des sujets dont la membrane du tympan ne présentait aucune trace de perforation, des accidents plus ou moins marqués, tels qu'éblouissements, étourdissements, syncope même.

Nous avons été alors amené à étudier plus attentivement la production de ces accidents cérébraux, comparables à ceux du vertige auriculaire, et nous avons vu, en cherchant l'opinion des auteurs sur ce sujet, que les accidents cérébraux, consécutifs aux injections de liquide dans le conduit auditif externe, étaient admis par les uns, discutés par les autres, niés par quelques-uns.

Après avoir montré les symptômes qu'on observe chez ces malades, et avoir donné un certain nombre d'observations inédites, nous avons entrepris l'étude des contre-indications des injections d'eau dans les oreilles.

Il nous a fallu ensuite chercher une explication physiologique de ces faits, après quelques expériences entreprises sur des animaux, et l'étude attentive des travaux écrits sur ce sujet.

Nous profitons de l'occasion qui nous est offerte pour adresser nos sincères remerciements à tous nos maîtres dans les hôpitaux, et en particulier à M. le Docteur Danlos, et à M. le Dr Pozzi qui nous ont témoigné la plus grande bienveillance et manifesté le plus grand intérêt pendant que nous remplissions dans leur service les fonctions d'interne.

Nous remercions vivement notre ami M. Martha, interne des hôpitaux, pour les renseignements qu'il nous a communiqués.

Que M. le Professeur Lannelongue soit assuré de notre vive reconnaissance pour avoir bien voulu accepter la présidence de cette thèse. Nous ne saurions trop le remercier de l'honneur qu'il veut bien nous faire.

CHAPITRE PREMIER

HISTORIQUE.

La pratique des injections de liquide dans le conduit auditif externe date de très longtemps. En effet nous trouvons dans Morgagni, cité par Bonnafont (1), le passage suivant : « Comme il est arrivé assez souvent qu'en introduisant des instruments pour retirer ces corps étrangers, on les a poussés plus avant, un chirurgien, que je connais, a réussi à les extraire sur plusieurs sujets par une méthode très différente, qui consistait à introduire avec force, avec une seringue d'oreille, de l'huile d'amandes douces ou du lait : car il a vu de cette manière les graines être entraînées et sortir en même temps que ces liquides. Je lui disais que ce moyen avait été auparavant indiqué par Celse qui dans ce cas poussait de l'eau avec force dans l'intérieur avec une seringue d'oreille; et je lui objectais la recommandation de Scultet qui défendait de faire de fortes injections dans les affections des oreilles, de peur de rompre la membrane du tympan. Il me répondit qu'il n'avait encore remarqué, sur aucun des enfants, des oreilles desquels il avait

(1) Bonnafont. Traité des maladies de l'oreille, 1860.

retiré par le procédé indiqué les corps étrangers qui s'y étaient introduits, que l'ouïe en eût souffert en aucune manière, même longtemps après » (1).

Malgré cette pratique ancienne, les accidents de vertige auriculaire ne sont relatés que dans quelques auteurs modernes : certains même vont jusqu'à les mettre en doute.

Bonnafont (2) dit dans son ouvrage que « la susceptibilité de la personne, sur la quelle on opère, doit être l'objet d'une étude spéciale, et prise surtout en sérieuse considération; les injections que l'on projette dans les oreilles doivent toujours être faites avec beaucoup de modération et de prudence.

« Il est en effet des malades qui supportent le contact du liquide très facilement, tandis que d'autres ne peuvent l'endurer sans éprouver une commotion très pénible.

« Ce que je dis pour le injections tièdes s'applique à plus forte raison à celles qui sont froides : celles-ci ne peuvent toucher le tympan, même à l'état normal, surtout lancées avec quelque énergie, sans agir douloureusement sur cette membrane ; à plus forte raison quand il y a inflammation.

« Du reste j'ai cessé de lancer du liquide dans l'oreille avec une seringue, à moins qu'il ne s'agisse d'opérer l'extraction de corps étrangers engagés ou accumulés dans le conduit auditif. »

Telle est aussi l'opinion de Trœltsch : cet éminent pra-

(1) Morgagni. Lettres sur les maladies des oreilles et du nez.
(2) Bonnafont. Loco citato.

ticien, dans son Traité des maladies de l'oreille (1), affirme « que les injections de l'oreille, alors même que le tympan n'est pas perforé et qu'il n'y a pas d'état inflammatoire, peuvent, quelques précautions que l'on prenne, provoquer du malaise, des vertiges et de légères syncopes, sans que, au dire même des malades, l'injection ait produit la moindre douleur. »

Bonnenfant (2) n'admet guère que le vertige en cas d'injections d'eau froide. Des cas nombreux, dit-il, ont été observés par tous les praticiens qui négligent, lorsqu'ils veulent nettoyer le conduit auditif, de se servir d'eau tiède ou au moins d'eau dégourdie.

Voury (3), dans sa savante thèse sur la maladie de Ménière, insiste longuement sur l'existence du vertige à la suite d'irrigations froides dans le conduit auditif externe, qui, d'après lui, serait observé journellement par les médecins qui s'occupent des maladies d'oreille.

M. Gellé (4) signale également la possibilité de cet accident en cas de douche froide sur le tympan.

M. Léo (5) soutient la même thèse, et fait rentrer dans les causes du vertige auriculaire simple les injections d'eau froide dans l'oreille.

(1) De Trœltsch. Traité pratique des maladies de l'oreille, traduit par Kuhn et Levi, 1868, chapitre des Injections auriculaires.

(2) Bonnenfant. Séméiologie du vertige dans les maladies de l'oreille, thèse de Paris, 1874.

(3) Voury, Maladie de Ménière, thèse de Paris, 1874.

(4) Tribune médicale, 1875, p. 378.

(5) Léo, Contribution à l'étude de la maladie de Ménière et du vertige auriculaire simple. Thèse de Paris, 1876.

M. Ladreit de Lacharrière (1) est loin de partager les idées des auteurs que nous venons de citer : « On a dit que la douche pouvait provoquer la syncope ; cela est vrai si la membrane du tympan reçoit directement le choc, et si l'eau est froide. Mais je ne l'ai jamais observée. »

En résumé, pour cet éminent praticien, cette méthode serait absolument inoffensive.

Urbantschitsch, privat docent à l'Université de Vienne, ne nie pas la possibilité des accidents cérébraux consécutifs aux injections du conduit auditif externe, mais il ne les signale qu'en cas de perforation de la membrane du tympan (2).

Follin (3) regarde la pratique des injections comme un moyen inoffensif.

Pour Jamain et Terrier (4) les injections liquides froides ou poussées avec force dans le conduit auditif externe tendent à produire le vertige auriculaire simple.

« L'injection forcée est un excellent moyen d'extraction des corps étrangers, à la condition que le conduit ne soit pas encore tuméfié..... S'il s'agit d'un enfant, l'agitation et les cris sont tels que toute manœuvre dans l'oreille devient fort difficile, et que l'emploi du chloroforme est indiqué. Or, il faut savoir que les injections

(1) Article Oreille. Dict. encycl. des sc. méd.

(2) Urbantschitsch. Traité des maladies de l'oreille. Vienne.

(3) Follin et Duplay. Traité élémentaire de pathologie externe, t. IV, p. 43.

(4) Jamain et Terrier. Manuel de pathologie et de clinique chirurgicale, t. II, p. 612.

forcées faites dans l'oreille, sans présenter de gravité, peuvent, cependant, amener une syncope. Je pense, en conséquence, qu'il n'est pas prudent de pratiquer ces injections sur un sujet endormi au chloroforme » (Tillaux) (1).

Le Dr Guerder (2) s'exprime ainsi : « L'injection devra toujours être faite avec une grande douceur, la première fois au moins, afin d'éviter au malade des phénomènes réflexes très désagréables, tels que des vertiges et même la syncope. Il faut surtout agir avec prudence quand la membrane du tympan est perforée. »

(1) Tillaux. Traité d'anatomie topographique, p. 98.

(2) Guerder. Manuel pratique des maladies de l'oreille. Paris.

CHAPITRE II.

SYMPTOMES.

Les symptômes, qu'il nous a été donné d'observer, ont été fort variables : c'est ainsi que chez certains malades soumis aux injections auriculaires, aucun phénomène morbide ne s'est montré ; chez d'autres les manifestations ont été à peine marquées ; chez d'autres, il y a eu un véritable malaise. Enfin, comme nous le montrons dans deux observations, les malades ont quelquefois été pris de syncope (observations I et II).

En général, et nous croyons devoir insister sur ce fait, les troubles seront d'autant plus marqués que le malade aura quitté plus rapidement la position assise dans laquelle il a reçu l'injection ; et tel individu qui supporte, sans rien éprouver, des injections auriculaires, alors qu'il a soin de rester assis une demi-minute après l'injection, est pris de malaise, de vertige, d'éblouissements la fois suivante s'il veut se lever immédiatement. Il y a donc dans ce fait, selon nous, un point d'une certaine importance auquel le médecin devra toujours penser ; et, si le malade est pris de vertige une première fois, il devra lui conseiller, non seulement de rester assis un certain temps, mais encore de fermer les yeux pendant tout le temps de l'injection. et pendant la minute qui s'écoulera après l'opération.

Ce moyen a réussi chez un des malades dont nous rapportons plus loin l'observation intéressante, puisque ce malade était médecin (observation IV).

Voyons maintenant la façon dont peuvent survenir les accidents : une ou plusieurs injections d'un liquide tiède sont pratiquées dans une des oreilles ; le malade n'éprouve rien de particulier : seule la première injection lui paraît désagréable, mais non douloureuse. Il est simplement gêné par le bruit que fait la colonne d'eau qui parcourt le conduit auditif externe, et qui vient frapper le tympan.

Si par mégarde l'opérateur a laissé une certaine quantité d'air dans l'instrument, l'arrivée de l'air, poussé violemment et se mélangeant au liquide, amènera une gêne plus marquée, et quelquefois même une véritable douleur.

Le patient se lève ; à ce moment il est pris d'éblouissement ; la tête, selon son expression, lui tourne ; il lui semble qu'il va tomber, et on le voit chanceler et chercher avec ses mains un appui. Le plus souvent il ferme les yeux, qui peuvent présenter des mouvements d'oscillation.

Que le malade ait trouvé un siège, ou qu'il continue sa marche, tous les accidents peuvent se borner là. En quelques secondes le malade reprend ses sens, et il ne lui reste bientôt plus aucune trace de ce malaise passager. Cependant, chez une de nos malades, les éblouissements et le malaise ont persisté plus d'une heure (observation III).

Dans d'autres cas il n'en est pas ainsi : l'éblouissement persiste, les vertiges augmentent ; le malade continue à marcher, mais il ne suit pas la ligne droite; il avance en titubant, se plaint que le plancher fuit sous ses pas; sa marche ressemble à celle de l'individu qui est debout sur un navire ballotté. Ces accidents persistent de vingt à soixante secondes; rarement ils durent plus d'une minute.

Quelquefois, et nous citerons plus loin deux exemples (observations I et II), le malade se lève et brusquement il s'affaisse, pris d'une syncope qui, en général, ne dure que quelques secondes. Revenu à lui, il a oublié ce qui s'est passé et demande ce qui lui est arrivé, tout étonné de se trouver à terre.

Il n'est pas rare d'observer (observation VII), pendant toute la durée de ces accidents, une sueur profuse sur la figure.

Il n'y a pas de changement notable dans le pouls.

Certains auteurs ont signalé les nausées, les vomissements: nous n'avons jamais pu, chez nos malades, contrôler ces assertions.

CHAPITRE III.

OBSERVATIONS CLINIQUES.

OBSERVATION I (communiquée par mon collègue Martha).

Injections d'eau tiède dans le conduit auditif externe. Syncope consécutive.

La nommée Joséphine R... âgée de 40 ans, vient à la consultation de chirurgie de l'hôpital Laennec : elle est atteinte, dit-elle, d'une surdité depuis plusieurs mois. Le conduit auditif externe étant obstrué par du cérumen et des débris épithéliaux, une injection d'eau tiède est pratiquée à l'aide d'une seringue à hydrocèle. Immédiatement après, la malade ayant été obligée de se lever pour aller se faire examiner dans une autre partie de la chambre, est prise d'étourdissement et d'une syncope qui dure plusieurs secondes : elle est pâle, sans mouvement, et ne revient à elle que lentement : à son réveil, elle ne se souvient pas de ce qui vient de lui arriver, et ne se plaint pas de souffrir.

L'examen du conduit auditif externe pratiqué à l'aide du spéculum, à la lumière artificielle, permet de reconnaître l'intégrité parfaite de ce conduit ; la membrane du tympan est intacte.

Observation II (personnelle).

Irrigation du conduit auditif externe. — Syncope.

Un vieillard de 70 ans vient à la consultation de M. le Dr B. Anger, à l'hopital Lariboisière.

Il se plaint de mal entendre de l'oreille gauche depuis quatre mois.

Un premier examen rapidement pratiqué, sans le secours d'instrument, permet de voir le conduit auditif externe complètement obstrué de cérumen et de poussière.

Le malade est assis sur une chaise, et on lui fait deux injections dans l'oreille avec une seringue à hydrocèle chargée d'eau boriquée légèrement tiède. Ce lavage fait sortir un volumineux bouchon de cérumen, et le malade dit aussitôt entendre nettement le bruit d'une montre placée à cinq centimètres du pavillon de l'oreille.

Une troisième injection est faite immédiatement, de manière à débarrasser complétement le conduit auditif.

L'opération terminée, le malade se lève pour se retirer. Mais dès qu'il est debout, il perd connaissance et tombe brusquement. La syncope ne dure que trois ou quatre secondes : le malade se relève et peut marcher sans tituber et sans éprouver de vertige.

A l'examen à l'aide du spéculum, on voit que le tympan présente sa couleur habituelle et n'est pas perforé.

Observation III (personnelle).

Injection modérée d'eau tiède dans le conduit auditif externe. Vertige. — Etourdissements.

C... Marthe, 36 ans, mécanicienne. Hôpital Pascal, lit n° 17.

Cette malade entrée pour des accidents de périmétrite est atteinte pendant son séjour à l'hôpital d'une otite externe suppurée du côté droit. On la traite par des injections intra-auriculaires d'eau boriquée tiède. Les premières injections sont faites alors que la malade est obligée de garder le repos absolu au lit. A chaque fois elle accuse une sensation de vertige avec étourdissements, mais disparaissant rapidement. Jamais elle n'a éprouvé de douleur ni de nausées.

Lorsque la malade est en état de quitter le lit, on la fait lever pour examiner son conduit auditif externe. La membrane du tympan du côté droit a perdu un peu de son reflet ; elle n'est pas perforée. Celle du côté gauche est normale.

La malade étant assise sur une chaise, une injection lui est faite du côté droit avec une seringue à hydrocèle. On se sert d'eau tiède, modérément projetée dans le conduit.

Elle se lève dès que l'injection est terminée mais accuse aussitôt un étourdissement avec perte de l'équilibre qui la force à se rasseoir. Pendant quelques secondes, elle a perdu la notion de ce qui se passe autour d'elle. La respiration et le pouls restent normaux. Elle revient bientôt à elle sans qu'aucune intervention ait été nécessaire, et peut regagner son lit, mais en conservant encore une incertitude manifeste dans la marche. Quelques éblouissements persistent pendant une heure environ après laquelle tout disparaît définitivement.

Une injection pratiquée le lendemain du côté sain, et avec beaucoup de ménagements, amène des résultats analogues mais moins prononcés. Le vertige n'est pas aussi net, mais encore bien manifeste. La malade, en regagnant son lit éprouve le besoin de se maintenir aux meubles environnants. Ces phénomènes durent peu.

Cette malade parait donc présenter une prédisposition toute spéciale aux accidents vertigineux à la suite des injections dans le conduit auditif externe; puisqu'ils se produisent même avec une injection faite doucement et avec de l'eau tiède. — Ici comme dans les autres cas où nous l'avons observé, les accidents sont moins prononcés et moins durables si la malade ne prend pas aussitôt la position verticale.

Observation IV (personnelle).

Injections dans le conduit auditif externe.
Etourdissements.

M. M... interne des hôpitaux, atteint d'une furonculose du conduit auditif externe, se fait faire pendant un mois des injections d'eau boriquée tiède dans l'oreille à l'aide d'une seringue à hydrocèle. — Pendant huit ours, ces injections sont bien tolérées. Au moment de l'injection M. M... se lève brusquement, il est pris d'étourdissements et marche en titubant pendant une dizaine de mètres. Puis ces sensations pénibles disparaissent, et M. M... n'éprouve plus rien de fâcheux dans la journée.

Après la dixième injection, le malade reste assis pendant près de deux minutes et n'est pas pris d'étourdissement en quittant sa chaise.

Frappé de ce que la marche immédiate après l'injection donne lieu à ces accidents, M. M..., après la onzième injection, se lève et essaye de marcher; il est pris immédiatement d'étourdissement; il voit les objets tourner devant ses yeux et il lui semble que le plancher s'affaisse sous ses pas. Un de ses camarades est obligé de lui donner le bras pour le soutenir. Peu à peu ces phénomènes disparaissent.

Les autres jours, M. M... recommence cette petite expérience en ayant soin de se faire pratiquer l'injection par un de ses collègues qui dirige le jet vers la paroi supérieure du conduit, de façon à ne pas frapper directement la membrane du tympan. Tantôt il reste assis quelques minutes après l'injection, tantôt il se lève brusquement. Chaque fois qu'il garde le repos après l'injection il n'éprouve aucun symptôme; s'il se lève immédiatement, il est pris de vertige.

Il a remarqué en outre qu'il était préférable de fermer les paupières non seulement pendant le temps que durait l'injection, mais encore pendant une demi ou une minute après l'opération, phénomène dont nous donnons l'explication dans notre étude pathogénique.

L'examen du conduit auditif montre que la membrane est saine et quelle ne présente aucune solution de continuité.

Observation V.

(Due à l'obligeance de mon ami Martha, interne des hôpitaux.)

Injections d'eau tiède dans le conduit auditif externe. Etourdissements.

Quatre malades chez lesquels on avait pratiqué des injections d'eau tiède dans le conduit auditif externe à l'aide d'une seringue à hydrocèle ont tous présenté, à des degrés divers, des accidents passagers, tels qu'éblouissements, étourdissement ; chez l'un d'eux, la membrane du tympan était perforée depuis deux ans, à la suite d'une otite.

Observation VI (personnelle).

Victorine S..., 22 ans, se plaint de démangeaisons dans l'oreille. L'examen y révèle de légères traces d'eczéma ; un peu de rougeur et quelques lamelles épidermiques. La membrane du tympan est normale.

Un injection d'eau tiède est pratiquée dans le conduit avec une seringue à hydrocèle. La malade, qui se lève aussitôt, éprouve un léger vertige ne durant que quelques secondes.

Observation VII (personnelle).

Bouchon de cérumen chez une femme enceinte. — Injection détersive. — Vertige. — Sueurs profuses.

Julie R..., 24 ans, blanchisseuse, entrée à l'hôpital de

Lourcine pour syphilides cutanées et vulvaires. Grossesse de cinq mois.

Cette malade se plaint d'une diminution de l'ouïe du côté gauche. L'examen de l'oreille y révèle la présence de sécrétions cérumineuses qui empêchent d'apercevoir la membrane du tympan.

Un injection d'eau boriquée tiède est faite séance tenante avec une seringue à hydrocèle. La malade se lève et aussitôt elle est prise d'étourdissement avec poussée de chaleur vers la face et production de sueur exagérée. Obligée de se rasseoir, elle se remet bientôt et peut marcher sans accident nouveau.

Nous avons tenu à relater cette observation pour montrer qu'il n'est pas indifférent, dans l'état gravide, de faire des injections dans l'oreille ; ou tout au moins faut-il les faire avec précaution. Il ne serait pas impossible de voir survenir des accidents du côté de l'utérus, si les troubles cérébraux produits par l'injection dans l'oreille étaient trop prononcés, comme il arrive dans certains cas.

CHAPITRE IV.

CONTRE-INDICATIONS.

Les phénomènes que nous venons de décrire, s'ils ne sont pas constants, peuvent cependant se rencontrer fréquemment, ainsi que nous croyons l'avoir démontré et par l'opinion des différents auteurs et par nos observations cliniques.

Si nous tenons compte des accidents légers qui disparaissent rapidement pendant que le malade reste dans la position assise et qui peuvent passer inaperçus si l'on n'a soin de s'en enquérir, nous croyons pouvoir estimer qus ces symptômes se produisent à peu près dans la moitié des cas.

En raison de cette grande fréquence, le médecin doit toujours avoir présente à l'esprit la possibilité de la production des accidents syncopaux lorsqu'il est sur le point de pratiquer une injection dans le conduit auditif externe.

Dans tous les cas, son attention doit être attirée vers ce point, car rien ne peut faire prévoir cette complication. Sans doute, l'état particulier dans lequel se trouvent les personnes habituellement nerveuses peut être une prédisposition à la production du vertige; mais nous ne saurions le poser en principe ; nous n'avons pas été à même de l'observer. Toutes nos observations portent au contraire sur des malades qui n'offraient aucune trace d'impressionnabilité excessive.

Mais il est des cas particuliers où le médecin doit s'abstenir, d'autres où il devra agir avec précaution et ne laisser lever le malade que lorsque toute menace d'accident aura disparu.

En tête des contre-indications aux injections d'eau dans le conduit auditif externe se place l'état anesthésique par le chloroforme, M. Tillaux a déjà insisté sur ce point.

Chez les enfants on a quelquefois besoin de recourir à l'anesthésie pour rechercher un corps étranger de l'oreille, le médecin ne devra pas oublier, dans ces circonstances, que l'emploi des injections de liquide dans l'oreille n'est pas sans danger. Ce n'est pas que nous ne soyons pas partisan de l'anesthésie ; mais il sera nécessaire de surveiller attentivement le petit malade pendant la durée de l'opération.

C'est surtout alors que l'opérateur devra mettre tous ses soins à donner l'injection de la manière la moins dangereuse pour le patient ; l'eau employée sera tiède ; la canule de la seringue sera dirigée sur la paroi du conduit auditif, et non directement sur le tympan.

Chez la femme, l'état de grossesse doit être un sujet de précautions minutieuses, lorsqu'on est dans la nécessité de pratiquer sur elle des injections dans l'oreille (observation VII).

Ne doit-il pas en être de même chez certains cardiaques dont le cœur fonctionne déjà avec difficulté ?

D'autre part, chez un sujet qui aurait subi un traumatisme violent, avec perte de sang considérable, et qui se trouverait par conséquent dans un état anémique plus ou moins profond, on ne devra procéder au lavage de l'oreille à l'aide d'une injection qu'avec la plus grande modération, en tous cas les précautions dont nous avons parlé plus haut ne seront pas négligées.

Les injections d'eau dans l'oreille sont donc dans certains cas susceptibles de comporter un pronostic sérieux. Mais empressons-nous d'ajouter que ces cas sont l'exception, sur lesquels nous ne saurions nous fonder pour condamner cette opération généralement inoffensive. L'injection d'eau dans le conduit auditif externe restera toujours un excellent moyen d'extraction des corps étrangers de ce conduit, moyen que le médecin devra employer de préférence à tout autre, mais seulement lorsqu'il ne s'offrira pas de contre-indication, et à la condition de le faire avec précaution.

CHAPITRE V.

PATHOLOGIE EXPÉRIMENTALE.

Quelques expériences ont été tentées dans le but d'amener des accidents cérébraux. C'est ainsi que Smidekam (1) exerçant sur les deux tympans une pression au moyen d'une colonne d'eau contenue dans un tube de caoutchouc, et dont la hauteur variait de 0,50 centimètres à 1 mètre 17 centimètres, ressentit une douleur intense dans les oreilles, puis fut pris de vertige et d'état syncopal allant jusqu'à la perte de connaissance : il fut forcé de se mettre au lit, et il eut des nausées et des vomissements.

Paul Bert raconte (2) qu'à la suite d'injection dans l'oreille, il fut pris d'un mouvement de rotation qui le fit tomber sur le flanc droit.

Nous avons recherché sur nous-même l'effet que produisaient des injections dans le conduit auditif. Un de nos collègues nous a fait dans l'oreille droite trois injections d'eau à l'aide d'une seringue à hydrocèle, l'eau était tiède, la canule avait été dirigée sur la paroi supérieure du conduit.

(1) Thèse de Voury.
(2) Mémoires de la Société de biologie, 1869.

Nous nous sommes levé immédiatement, et nous n'avons rien ressenti, si ce n'est un malaise qui a persisté pendant près de 10 minutes, mais qui ne nous a pas empêché de marcher.

En outre, nous avons, pendant près de 6 heures, perdu complètement l'ouïe du côté de l'oreille injectée : ce n'est que peu à peu que nous avons retrouvé la faculté d'entendre.

Dans le but de provoquer chez les animaux l'apparition de symptômes analogues à ceux que nous avions observés chez l'homme, nous avons entrepris quelques expériences sur des cochons d'inde.

Dans l'oreille d'un cobaye, attaché à une planchette, nous avons pratiqué trois injections d'eau froide à l'aide d'une forte seringue à hydrocèle : nous avions préféré employer l'eau froide, parce que le liquide froid est plus difficilement supporté en injection, et provoque plus facilement ces phénomènes.

Immédiatement après les injections, l'animal est détaché, et posé sur une table : il reste en place sans bouger; sa respiration est accélérée. Nous essayons en vain de le faire avancer, en le frappant légèrement. Placé sur le dos, l'animal remue ses pattes et fait des efforts pour se remettre droit ; il n'y parvient qu'après plusieurs tentatives.

La même expérience est répétée sur d'autres cobayes, chaque fois nous obtenons les mêmes résultats. L'animal, après l'injection, reste dans cet état de stupeur ; il ne quitte pas la place où on l'a mis, ne cherche pas à fuir, et ne se tient que difficilement sur ses pattes.

Nous avions, à la suite de ces quelques expériences, pu conclure à l'existence d'accidents provoqués par ces injections auriculaires. Mais une nouvelle série d'expériences ne nous permet plus de soutenir la réalité de ces résultats.

En effet, recherchant si l'état particulier, dans lequel se trouvaient nos animaux à la suite des injections, était bien causé par ces injections, nous avons pris un autre cobaye, et, au lieu de lui faire des injections dans l'oreille, nous l'avons simplement placé dans l'eau froide pendant quatre minutes, l'obligeant, pendant tout ce temps, à courir et à se fatiguer.

Sorti de l'eau l'animal est resté en place, sans bouger ; il nous a été impossible de le faire changer de position; mis sur le dos, le cobaye a essayé de se remettre sur ses pattes, et ce n'est qu'après cinq tentatives infructueuses qu'il y est parvenu.

Nous avons recommencé la même expérience sur d'autres cobayes, et chaque fois le résultat a été analogue.

En résumé, nous voyons que les injections, pratiquées dans l'oreille des cobayes, les plongent dans un état d'abrutissement passager. Mais il faut bien se garder de rattacher cet état à l'action de l'injection, puisque chez les cobayes placés dans l'eau froide les mêmes phénomènes se sont manifestés ; ces animaux dans les deux cas sont seulement fatigués et incapables pendant plusieurs minutes de réagir.

Bien que nos recherches expérimentales ne nous aient

fourni aucun résultat, nous avons cru devoir les signaler, puisqu'elles nous ont trompé pendant un certain temps, et ont pu nous faire croire à l'existence d'accidents particuliers, alors que ceux-ci étaient indépendants des injections.

D'autres expérimentateurs seront peut-être plus heureux.

CHAPITRE VI.

PATHOGÉNIE.

Etant donnés ces accidents vertigineux qui se produisent à la suite des injections d'eau dans le conduit auditif externe et surtout d'eau froide, nous avons à rechercher maintenant l'explication physiologique de ces phénomènes morbides.

Le vertige survenant à la suite d'une injection est-il le résultat d'une action réflexe provoquée par l'irritation des terminaisons nerveuses du conduit auditif : rameau auriculaire du pneumogastrique et branche auriculo-temporale du nerf maxillaire inférieur.

Ou bien cette irritation porte-t-elle plus profondément sur les terminaisons du nerf auditif lui-même au niveau du labyrinthe?

Or, il est de fait que la lésion ou l'irritation de l'oreille interne donne lieu à l'incoordination des mouvements, ainsi qu'on l'observe dans le vertige de Ménière.

Toutes les théories actuelles reposent sur les expériences de Flourens et de M. le professeur Vulpian sur la section des canaux semi-circulaires.

Flourens (1) assimilait les résultats donnés par la sec-

(1) Recherches sur les fonctions du système nerveux, 1842.

tion des canaux semi-circulaires à ceux que donne celle des pedoncules du cervelet. Il supposait que le nerf auditif était un nerf complexe naissant par trois racines, la première de la protubérance, la seconde des pédoncules cérébelleux supérieurs, la troisième des corps restiformes. A son entrée dans les canaux semi-circulaires, ce nerf se diviserait en trois branches, une pour chaque canal. Et, d'après lui, la section de chacune d'elles amène naturellement les phénomènes produits par la lésion du point de l'encéphale auquel elle correspond. C'est ainsi que la section du canal horizontal détermine chez l'animal un mouvement de la tête de droite à gauche et de gauche à droite comme la section du pédoncule cérébelleux moyen. La section du canal vertical supérieur détermine un entraînement en avant comme celle du pédoncule cérébelleux supérieur, et la section du canal vertical postérieur un entraînement en arrière comme la lésion du pédoncule cérébelleux inférieur. En un mot, les mouvements de la tête se produisent dans le plan des canaux opérés. Si plusieurs canaux semi-circulaires sont divisés, il en résulte une combinaison de mouvements désordonnés, comme si l'animal était atteint de vertiges. Dans tous les cas, on n'observe pas de paralysie musculaire, et les phénomènes paraissent plutôt tenir à une excitation des canaux semi-circulaires qu'à leur destruction.

Flourens avait déjà remarqué que si les canaux semi-circulaires seuls sont détruits, les animaux ne perdent pas l'ouïe, tandis que si les limaçons seuls sont détruits, les animaux perdent entièrement l'ouïe, mais ne présentent aucun trouble de l'équilibre, ni aucun mouvement anormal.

Ces résultats expérimentaux ont d'ailleurs été confirmés par les recherches plus récentes des physiologistes, ainsi que nous le verrons plus loin, sur la division du nerf auditif en deux portions. Brown-Séquard, Vulpian, Czermak, Retzius, Mathias Duval (1) et de Cyon (2) ont contribué chacun de leur côté à cette étude; mais les phénomènes observés ne sont pas interprétés par tous de la même façon.

Brown-Séquard expllque ces mouvements rotatoires, convulsions, vertiges, par un phénomène sympathique ou réflexe résultant de la lésion du nerf auditif. « Me fondant, dit-il, sur les résultats de mes expériences, sur ces faits pathologiques, sur les effets d'une injection froide dans l'oreille et sur l'influence d'un bruit soudain sur toutes les personnes faibles ou nerveuses ayant perdu leur contrôle sur la tendance aux mouvements réflexes, j'ai conclu que le nerf auditif a la puissance de produire par acte réflexe des convulsions, du vertige et d'autres symptômes de trouble dans les fonctions de l'encéphale. »

Ainsi, pour cet éminent expérimentateur, il s'agirait là de phénomènes réflexes de fibres sensibles contenues dans l'acoustique.

Pour M. Vulpian, les phénomènees produits par la section des canaux semi-circulaires résultent « d'un vestige auditif qui retentit sur tout l'organisme. »

(1) Société de biologie, 1880.

(2) De Cyon. Recherches sur les canaux semi-circulaires Th. Paris, 1878.

Lœwenberg pense à une action réflexe produite par l'excitation des canaux et déterminant des mouvements convulsifs.

Trousseau (1) admet une action réflexe sur le système vasculaire du cerveau, de façon à produire une anémie cérébrale, et par suite des vertiges, des nausées avec sentiment de défaillance. Le point de départ de ce réflexe serait l'excitation du nerf auditif.

Rappelons seulement, à titre de curiosité, l'opinion de Goltz basée sur les expériences de Flourens, et d'après laquelle les canaux sémi-circulaires seraient des organes sensitifs qui donnent à l'animal la notion de la position de la tête. Leur irritation donnerait par conséquent au cerveau une indication inexacte de cette position, d'où trouble des mouvements de la tête et sentiment de vertige.

Knapp attribue le vertige à une augmentation de pression intra-auriculaire s'exerçant sur le labyrinthe. D'après lui, l'état syncopal, la pâleur, les sueurs, sont des phénomènes réflexes et résultent de l'irritation du nerf auditif réagissant sur le grand sympathique. S'il y a des vomissements, la réaction s'est faite sur le pneumogastrique.

Bonnenfant, parlant de l'action des injections d'eau froide, se demande si elles sont produites par congestion ou anémie de l'oreille interne.

Nous croyons devoir citer textuellement un passage

(1) Clin. méd., t. III.

de Jamain et Terrier (1), qui résume avec une grande netteté cette partie de la question : « La pathogénie du vertige auriculaire simple n'est pas encore très nettement connue. Pour beaucoup d'auteurs, il résulte d'une augmentation de la pression intra-labyrinthique, augmentation de pression qui réagirait principalement sur les canaux semi-circulaires. Pour d'autres, il s'agirait d'une simple action réflexe, de troubles vaso-moteurs.

« Dans certains cas, il y aurait une véritable hyperhémie de l'oreille interne, d'où les accidents analogues à ceux de l'otite labyrinthique. En d'autres termes, entre le vertige auriculaire produit par la simple compression du tympan et celui qui résulte d'une véritable otite labyrinthique, nous pensons qu'il existe beaucoup d'états intermédiaires, très diversement expliqués d'ailleurs. »

Böttcher, en isolant par une dissection attentive les canaux semi-circulaires de la grenouille, a cherché à prouver que les phénomènes produits par la destruction de ces canaux tenaient uniquement à la lésion des parties voisines des centres nerveux et non à celle des canaux semi-circulaires eux-mêmes. Mais Cyon fait remarquer avec raison que les troubles du mouvement diffèrent suivant le canal lésé, tandis que, s'ils ne dépendaient que d'une lésion du cervelet, ils auraient toujours le même caractère.

L'irritation du nerf auditif est donc un fait admis par la majorité des auteurs.

(1) J. et T. manuel de path. ext., t. II.

Mais comment notre injection agit-elle pour produire cette irritation ?

Le jet d'eau froide produit-il un recul brusque du sang de l'oreille externe vers le labyrinthe ? Ce n'est là qu'une hypothèse.

La disposition anatomique des parties nous rend bien compte, au contraire, de la possibilité de l'irritation mécanique par compression du liquide labyrinthique, qui, de son côté, agit sur les terminaisons nerveuses de la huitième paire.

Flourens avait déjà entrevu la vérité sur la double fonction de la huitième paire lorsqu'il la décomposait en deux parties distinctes, l'une nerf cochléaire ou nerf auditif et l'autre nerf des canaux circulaires agissant sur la direction des mouvements.

Les recherches plus récentes des physiologistes ont confirmé et complété ses résultats.

De Cyon (1) a repris toutes les expériences de ses devanciers sur ce sujet, en opérant sur des pigeons et sur des lapins. En 1872, il conclut que les fonctions des canaux semi-circulaires consistent à nous communiquer une série de sensations inconscientes sur la situation de notre tête dans l'espace. Chaque canal a un rapport strictement déterminé à une des dimensions de l'espace. La perte de l'équilibre et les autres troubles des mouvements ne sont que la suite des perturbations apportées à ces sensations par la section des canaux.

(1) De Cyon. Loc. cit

Plus tard, à la suite d'autres recherches, il remarque que c'est surtout l'excitation des canaux membraneux qui détermine les phénomènes de Flourens.

De plus, cette excitation produit des oscillations des globes oculaires, dont la direction est déterminée par le choix du canal excité : c'est ainsi que l'excitation du canal horizontal détermine du côté correspondant à la lésion des mouvements du globe oculaire en avant et en bas ; l'excitation du canal vertical postérieur détermine des mouvements du globe en arrière et en haut, et celle du canal vertical supérieur des mouvements en arrière et en bas. De l'autre côté, il y a déviation du globe en sens opposé. En même temps on observe de la dilatation des pupilles.

De Cyon admet donc des relations physiologiques entre les canaux semi-circulaires et les centres d'innervation de l'appareil oculo-moteur, et c'est de cette façon que les canaux semi-circulaires prennent part à la formation de nos notions sur l'espace. Citons d'ailleurs textuellement sa conclusion : « Etant donné d'une part que nos représentations touchant la disposition des objets dans l'espace dépendent surtout des sensations inconscientes d'innervation ou de contraction des muscles oculo-moteurs; d'autre part, que chaque excitation, même minime, des canaux semi-circulaires produit des contractions et des innervations des mêmes muscles, il est incontestable que les centres nerveux dans lesquels aboutissent les fibres nerveuses qui se distribuent dans les canaux sont en relation physiologique intime avec le centre oculo-moteur, et que, par conséquent, leur excitation peut intervenir, d'une manière déterminée, dans la formation de nos notions sur l'espace (1). »

Cette relation physiologique nous rend compte du nystagmus observé dans l'excitation des canaux semi-circulaires. D'autre part, ce nystagmus entraîne avec lui la production de vertige visuel qui, pour De Cyon, ne serait autre que le facteur même du vertige auriculaire.

Le vertige visuel est, dans certains cas, plus prononcé lorsque les yeux sont ouverts, les oscillations du globe oculaire donnant lieu à la perception d'objets qui paraissent doués de mouvements. Si, au contraire, les yeux sont fermés, les objets ne sont plus perçus et le vertige est moindre. Nous sommes en droit de croire que c'est là l'explication physiologique de ce fait signalé dans nos observations (obs. IV), à savoir que le vertige auriculaire est moins prononcé lorsque le sujet ferme les yeux pendant une injection d'eau dans l'oreille.

De ce qui précède il résulte donc qu'il est nécessaire de distinguer dans la huitième paire deux nerfs ayant deux fonctions bien distinctes : *nerf auditif* ou acoustique qui se rend au limaçon, et *nerf de l'espace* ou d'orientation qui se distribue aux canaux semi-circulaires et leurs ampoules. Une double origine correspond à cette double division ; le nerf auditif naît d'un noyau de petites cellules ganglionnaires situé sur le plancher du quatrième ventricule, près de la ligne médiane, et le nerf de l'espace, d'un noyau de grandes cellules situés dans les pédoncules cérébelleux inférieurs. La racine qui part de ce

(1) De Cyon. Loc. cit., p. 53,

dernier noyau porte un ganglion aussitôt après sa sortie du bulbe.

Mais le nerf de l'espace est seul en cause dans le cas qui nous occupe, et différents mécanismes ont été donnés pour expliquer la compression de ses terminaisons nerveuses.

M. Bonnafont (1) admet que l'irritation du tympan provoque des contractions convulsives dans le muscle de l'étrier et le muscle interne du marteau. L'étrier étant ainsi violemment poussé dans l'intérieur du vestibule produit un choc brusque dans le labyrinthe.

Pour d'autres auteurs, la pression du jet d'eau repousse en dedans, non seulement le tympan, mais aussi l'étrier, de sorte que la cause directe du vertige et de la titubation est simplement mécanique et consiste dans une pression communiquée au labyrinthe par les secousses de l'étrier. Il est, d'ailleurs, un fait d'expérience que des pressions un peu fortes et brusques exercées sur l'étrier dans la direction du vestibule ont pour conséquence des accès de vertige.

L'étrier pressé refoule le liquide vestibulaire lequel, à son tour, transmet cette pression à la périlymphe des canaux semi-circulaires, d'où elle gagne la partie labyrinthique et finalement l'encéphale où s'élabore la sensation.

Cette interprétation est celle que M. le professeur Duplay invoque, pour expliquer les bourdonnements, la céphalalgie, les étourdissements, le vertige dus à la pres-

(1) Annales des mal. de l'oreille et du larynx, 1882, p. 12.

sion exercée par un corps étranger sur la membrane du tympan. « La pression se transmet par l'intermédiaire de la membrane du tympan à toute la chaîne des osselets, produit un enfoncement de la base de l'étrier dans la fenêtre ovale et détermine, en définitive, un trouble dans l'équilibre normal du liquide labyrinthique (1). »

Cette pression possible avec intégrité de la membrane du tympan est encore plus facile lorsque le tympan est perforé.

En résumé, il nous paraît rationnel de penser que le fonctionnement du nerf de l'espace est troublé par la compression du liquide intra-labyrinthique, de façon à produire la suspension des mouvements. Mais, en raison des phénomènes beaucoup plus marqués et beaucoup plus rapides lorsque l'injection est pratiquée avec de l'eau froide, il est probable qu'à cette compression viennent se joindre quelques troubles réflexes et peut-être aussi un reflux du sang de l'oreille externe vers l'oreille interne.

(1) Follin et Duplay. Traité de path. ext., t. IX, p. 41.

CONCLUSIONS.

1° Les injections d'eau pratiquées dans le conduit auditif externe donnent fréquemment lieu à la production de vertige auriculaire.

Cet accident est surtout marqué lorsque l'on emploie de l'eau froide.

2° Ces accidents se traduisent par des éblouissements et des étourdissements qui, dans certains cas, vont jusqu'à la syncope.

3° Ce procédé opératoire présente des dangers sérieux chez tous les sujets prédisposés à la syncope et spécialement pendant l'anesthésie chloroformique.

4° Les expériences que nous avons faites sur des animaux ne nous ont donné aucun résultat appréciable.

5° Ces accidents peuvent être rattachés à une compression intra-labyrinthique agissant sur le nerf de l'espace, compression à laquelle peuvent se joindre, dans certains cas, des troubles réflexes.

CONCLUSIONS.

1° Les injections d'eau pratiquées dans le conduit auditif externe donnent fréquemment lieu à la production du vertige auriculaire.

Cet accident est surtout marqué lorsque l'on emploie de l'eau froide.

2° Le vertige est caractérisé par des éblouissements, des bourdonnements d'oreilles, des vomissements qui, dans certains cas, vont jusqu'à la syncope.

3° Ce procédé peut présenter des dangers sérieux chez tous les sujets prédisposés à la syncope et spécialement pendant l'anesthésie chloroformique.

4° Les expériences que nous avons faites sur des animaux ne nous ont donné aucun résultat appréciable.

5° Ces accidents peuvent être rattachés à une compression intra-labyrinthique agissant sur le nerf de l'espace, compression à laquelle peuvent se joindre, dans certains cas, des troubles réflexes.

INDEX BIBLIOGRAPHIQUE

ONNAFONT. — Traité des maladies de l'oreille; 1860.

MORGAGNI. — Lettres sur les maladies des oreilles et du nez.

DE TROELTSCH. — Traité pratique des maladies de l'oreille, traduit par Kuhn et Levi, 1868.

BONNENFANT. — Séméiologie du vertige dans les maladies de l'oreille. Th. de Paris, 1874.

VOURY. — Maladie de Ménière. Th. de Paris, 1874.

Tribune médicale, 1875.

LÉO. — Contribution à l'étude de la maladie de Ménière et du vertige auriculaire simple. Th. de Paris, 1876.

Article oreille. Dictionnaire encyclopédique des sciences médicales.

Urbantschitsch. — Traité des maladies de l'oreille. Vienne.

FOLLIN et DUPLAY. — Traité élémentaire de pathologie externe, t. IV.

JAMAIN et TERRIER. — Manuel de pathologie et de clinique chirurgicale, t. II.

DE CYON. — Recherches expérimentales sur les fonctions des canaux semi-circulaires. Th. de Paris, 1878.

VULPIAN. — Leçons sur la physiologie du système nerveux. Paris, 1866.

TILLAUX. — Traité d'anatomie topographique.

GUERDER. — Manuel pratique des maladies de l'oreille.

TROUSSEAU. — Cliniques médicales de l'Hôtel-Dieu.

FLOURENS. — Recherches sur les fonctions du système nerveux, 1842.

BARATOUX. — Th. doctorat, 1881.

Annales des maladies de l'oreille et du larynx, 1881-1882-1883.

Vu
Le Président de la thèse,
LANNELONGUE.

Vu
Bon et permis d'imprimer,
Le Vice-Recteur de l'Académie de Paris.
GRÉARD.

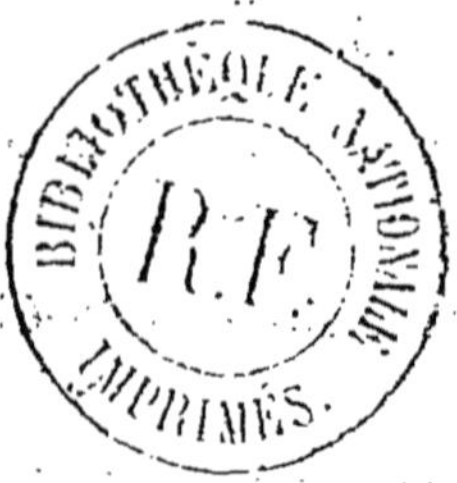

www.ingramcontent.com/pod-product-compliance
Ingram Content Group UK Ltd.
Pitfield, Milton Keynes, MK11 3LW, UK
UKHW021122230726
13926UKWH00002B/606

9 782013 673334